AF363981

# DE
# L'HOMÉOPATHIE

### ET

## DU MATÉRIALISME,

*Par M.* ***

**Juillet 1838.**

A LYON,

CHEZ LES PRINCIPAUX LIBRAIRES.

Te 135
40

# DE
# L'HOMÉOPATHIE
## ET
## DU MATÉRIALISME.

*Par M.* ***

JUILLET 1838.

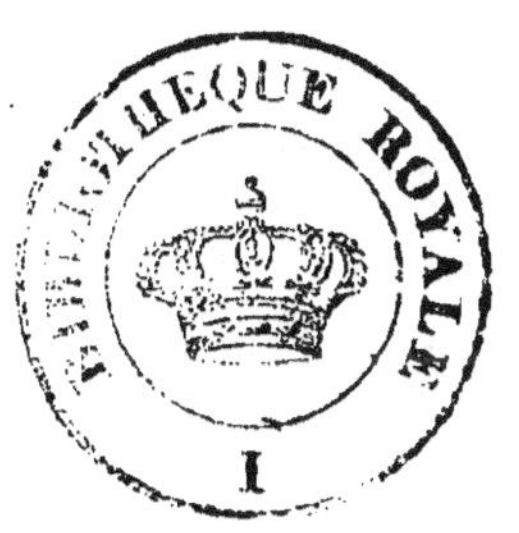


A LYON,
CHEZ LES PRINCIPAUX LIBRAIRES.

LYON. — IMPRIMERIE DE G. ROSSARY,
Rue St-Dominique, n° 1.

# DE

# L'HOMÉOPATHIE

## ET

## DU MATÉRIALISME.

*Suite.*

Dans leurs débats sur leurs opinions respectives, les philosophes ont si souvent prêté à rire! mais dans la guerre de la terre contre le ciel, du corps contre son ame ou l'esprit, et de l'homme contre Dieu, tout est sérieux. Tout chrétien, est soldat : ce serait pour lui un crime de rester neutre et indifférent..... Cependant ne serait-ce pas plutôt une simple émeute révolutionnaire contre l'autorité? L'autorité de qui? de Dieu qui doit régner partout, et de l'ame qui doit commander en souverain à son corps.

*L'insensé a dit dans son cœur : Il n'y a point de Dieu.* Le matérialiste n'ose pas plus le dire de bouche, mais, dans le fond, il ne demanderait pas mieux qu'il n'y en eût point.

Connaître Dieu, c'est tout l'homme : connaître Dieu et se connaître soi-même, c'est tout le chrétien. *Mon Dieu que je vous connaisse et que je me connaisse moi-même.* ( Prière de saint Augustin. ) Cette seconde connaissance est la plus difficile et la plus rare, tant l'orgueil a de vertu pour nous aveugler !

D'abord, savoir qu'il y a un Dieu n'est pas pour cela le connaître. Les démons le savent mieux que nous, et c'est pour cela que sans cesse ils tremblent. Que n'avons-nous tous un peu de cette crainte, en attendant du moins que nous soyons plus avancés ou heureusement consommés dans son amour !

Croire à Dieu n'est pas non plus croire en Dieu : nous savons tous qu'il y a à Constantinople, le grand Turc ; et nous n'avons pour cela ni obéissance, ni reconnaissance, ni confiance, ni amour pour lui.

Pour apprendre à connaître Dieu, il nous faut l'étudier toute la vie ; en lui-même comme Dieu, et dans ses opérations au dehors comme créateur, comme proviseur providentiel, et pour notre ame et pour notre corps.

Sous ce double rapport, Dieu a toutes les perfections au degré le plus infini, si l'on pouvait parler ainsi ; mais, comme l'enseigne l'Église d'après saint Augustin, toutes ses perfections peuvent se réduire à deux , Vérité et Bonté. *Deus cujus essentia veritas , et natura bonitas.*

L'homme, créé à l'image de Dieu pour en être une image ressemblante et reconnaissable , doit aussi avoir toutes les vertus ; du moins en germe et dans la préparation du cœur. Elles peuvent se réduire à deux : entière soumission de foi, reconnaissance sans bornes pour tant de bienfaits sans nombre, soit en faveur de l'ame, soit en faveur du corps ; sans cela, Dieu sera toujours pour nous *le Dieu inconnu d'Athènes*, comme il est de fait pour le plus grand nombre d'après l'éducation actuelle surtout.

L'éducation du premier âge est toute matérielle : ne devrait-on pas se hâter de développer les premiers germes de la raison ? L'enfant est plus susceptible de ce développement qu'on ne se plaît à le croire. On badine trop long-temps avec l'enfance, comme l'enfant badine avec ses joujoux et ses poupées. Qu'on étudie ses inclinations, fort bien, mais qu'il ne se doute jamais qu'on consulte sa volonté comme s'il était capable d'en avoir. Qu'on ne consulte donc jamais ses goûts ni ses penchants; ce serait l'accoutumer à les consulter lui-même et à n'agir que pour le goût, l'intérêt et le plaisir. Qu'on se garde surtout de lui proposer jamais pour récompense du devoir ou d'une bonne action ce qui flatte sa gourmandise, sa vanité ou sa paresse : ce serait le moyen de n'en jamais faire une ame raisonnable ni sensible, mais seulement *sensitive*, vaine, molle et sensuelle.

On ne tardera pas sans doute à être forcé de contrarier en lui le penchant : qu'on le fasse toujours avec une grande douceur, mais avec un grand sérieux. Incapable encore de deviner le motif de ce changement de régime, qu'il serait à craindre qu'il n'eût recours à la ruse et au mensonge! il serait bien fâcheux qu'il s'initiât dans l'art de feindre qui, dans le monde, tient lieu du *savoir-vivre*, et qu'il perdît sa première candeur avant l'âge du discernement : ce serait pour lui un apprentissage de la comédie qu'il ne verra que trop jouer dans le monde avec Dieu, avec ses semblables et avec soi-même. Il n'a point encore assez de raison pour l'abhorrer et s'en défier pour lui-même : voilà déjà le cœur à demi faussé et un premier grand pas vers le matérialisme.

A la seconde enfance, la jeunesse, au lieu de s'appliquer à former le jugement, on l'aide encore à le fausser en donnant la première leçon au corps : manière de se tenir, de marcher, de se présenter avec grâce! On apprend ensuite moins à bien penser qu'à bien parler et à bien dire, à plus priser ce qui paraît que ce qui est réellement : ce qu'on ne confirme que trop par son propre exemple.

On applaudit beaucoup trop aux premières *bluettes phosphoriques* d'une jeune imagination qu'on prend pour de l'esprit, tandis que l'esprit proprement dit n'est que l'élixir du jugement. Alors le cœur des pauvres novices s'enfle d'orgueil. Il s'accoutumera à croire être né pour jouer un rôle dans le monde, et l'orgueil se joignant à l'amour-propre inné et à la vanité déjà acquise, le mal fait est déjà sans remède : il n'aura pour lui que du babil; il se croira de l'importance et n'aura que de la suffisance. Le penchant aura crû en force et la raison en faiblesse.

Le savoir-vivre de ce monde, avons-nous dit, n'est que l'art de savoir feindre ; comme le vice sait prendre le masque de la vertu, de même l'imagination prend celui de la raison. Si l'on avait su cultiver et faire croître ensemble la raison et la religion comme deux sœurs jumelles ou de lait, faites pour s'entr'aider mutuellement ; on aurait assujetti l'imagination, et asservi le penchant : faute de quoi le penchant reste despote et l'imagination la folle de la maison. Faute d'avoir bien semé, bien planté, bien cultivé, on ne recueille rien de bon, parce que la raison et la religion restent dans un état de rachitisme. On n'a formé d'abord que des ames *sensitives*, et elles ne seront jamais que des ames faibles, inconséquentes, légères, susceptibles à l'excès, et souvent d'une humeur intraitable.

A présent, tous les sentiments les plus honnétes et les plus naturels sont devenus presque contre nature ; la reconnaissance, par exemple : les égoïstes croient dans leurs cœurs que tout le monde leur doit et qu'ils ne doivent rien à personne ; l'amitié elle-même, ce sentiment sacré, puisqu'il ne peut être fondé que sur une estime réciproque, qui ferait le charme de la vie, est presqu'un phénomène, si ce n'est un problème. Elle est devenue si rare, qu'on n'en donne plus le nom qu'aux liaisons d'intérêt, de fantaisie et de caprice. La divine charité pourrait seule la remplacer, parce que celle-ci est fondée sur l'amour de Dieu et l'oubli de soi-même ; pourvu toutefois qu'elle ne soit pas défigurée par ce qu'on nomme humanité philanthropique ; et pire encore par le vice d'ostentation, de vanité, jouant le rôle d'honneur, de générosité, de noblesse, de grandeur d'ame.

Que ne s'est-on surtout appliqué à étouffer les premiers élans d'égoïsme, en en inspirant honte et horreur, et ne le pas plutôt favoriser et développer par son propre exemple et par celui de tous les intrigants dont le monde est rempli !

Égoïsme, au reste, et matérialisme se confondent dans un siècle où l'on fait tant de cas de son corps et si peu de son ame ; dans un siècle si dégradé et si dégénéré, qu'on ne rougit pas même de prendre son corps tout matière pour soi-même!... Et puis, la belle éducation que notre éducation, le beau siècle que notre siècle !! !

Ajoutez que les arts frivoles dans la jeunesse ne font qu'accroître la légèreté naturelle de cet âge, tenant la place d'autres études plus sérieuses et plus utiles, comme les arts d'agrément, qui ne font qu'amollir l'ame, affaiblir de plus en plus la raison et la religion, et fortifier en proportion ce qu'on nomme le penchant, quel qu'il soit.

Je ne dis mot sur cette première saison des tempêtes, des fougueuses passions. Comment la jeunesse les vaincra-t-elle, n'ayant jamais appris à combattre les plus faibles penchants ?

Arrive enfin l'âge mûr qu'on nomme *la raison*, et qui n'en est le plus souvent que le tombeau : si la première éducation eût été bonne, l'élève sentirait la nécessité de la perfectionner par lui-même jusqu'à la mort ; sous ce rapport, il ne croit pas avoir besoin de rien apprendre.

Avec l'âge, le penchant change d'objet ; mais il se croit en possession de rester toujours le directeur et le maître. Son principal objet, quelle que soit sa nouvelle carrière, s'il entre surtout dans ce qu'on nomme *les affaires*, est de gagner de l'argent. C'est sans doute pourquoi notre matérialisme lui fait l'honneur de l'appeler l'âge de raison.

Sa première éducation n'avait fait que le préparer au matérialisme ; il va se plonger corps et ame tout entier dans la matière. Que ne l'eût-on du moins nourri des maximes de la Sagesse : *Si vous avez des richesses, gardez-vous d'y attacher votre cœur. L'homme sage est mille fois plus heureux dans la médiocrité que l'insensé au milieu des trésors. Que sert à l'homme de gagner tout le monde s'il vient à perdre son ame ?* Et qu'on y eût ajouté que Dieu, qui nous demande par-dessus tout notre cœur, ne se contentera ni des belles pensées de l'esprit, ni des belles actions que l'amour-propre inspire... Que d'ames en effet canonisées par leur amour-propre ou par leurs semblables, ne voyant que les dehors, seront rejetées de Dieu !

On n'a cependant pas manqué de parler de Dieu dans la première et seconde éducation ; mais il aurait fallu l'avoir soi-même bien avant dans le cœur pour le faire avec fruit ; on a parlé de Dieu sur un ton à n'inoculer ni sa crainte ni son amour ; sans le faire connaître comme ayant toujours les yeux ouverts sur nous , toujours en nous comme partout ailleurs, et bien plus intimement encore en proportion : que ne lui résistant jamais, nous nous appliquons davantage à le copier en tout.

On a parlé de Dieu pour en donner une idée comme toute autre idée. On a parlé de Dieu et de l'ame comme de deux êtres presque étrangers à nous ou fantastiques, dont on ne doit guère plus s'occuper que quand le penchant, l'intérêt ou le plaisir ne nous présentent rien de mieux à faire.

Un des grands vices de notre siècle est de suppléer les deux seules véritables règles, la raison et la religion, par une troisième plus abrégée, mais la plus vicieuse, celle de l'imitation, pour engager à faire en tout, comme des singes, ce que font les autres, si ce n'est ceux qui se ruinent ou se déshonorent par quelques crimes. Par cette imitation machinale, on prend souvent les travers de la multitude sans profiter du bien qui, par hasard, s'y trouve.

On a parlé religion : on ne pouvait le faire ni trop tôt ni trop souvent, mais courtement, jamais sur le ton de réprimande ou de pédagogie, mais tout naturellement, sur le ton de confidences amicales et simples effusions personnelles quand l'occasion s'en présente, et il s'en présente si souvent! d'en faire sentir les charmes, et apprécier notre plus important avantage pour le présent et l'avenir.

On ne saurait surtout trop faire comprendre que la religion a comme nous l'ame et le corps; que les vertus en sont l'esprit, la substance et le fond; et que le corps, qui n'en est que l'écorce, sont les pra-

tiques publiques et particulières du culte extérieur;
faute de quoi, on n'aurait fait de la jeunesse que des
singes à face humaine, que des animaux amphibies,
que de simples pantomimes devant Dieu comme devant ses semblables.

Telle devrait être l'éducation de droit, si diffé-
rente de l'éducation de fait.

Cette éducation sera-t-elle améliorée, ou plutôt
détériorée encore dans les écoles publiques? Mon
Dieu, vous le savez : n'étendons pas au moins nos
doutes sur les écoles chrétiennes, lesquelles, au jugement des vrais connaisseurs de toute classe, sont
les plus parfaites. Que ne puissent-elles s'ouvrir à
toutes les classes de la société. Ailleurs, c'est à peu
près pour le fond le même esprit d'éducation universelle, sauf la différence des formes; mais gare
l'impiété qui lui servira de vernis !

L'impiété, pour corrompre les esprits et les cœurs,
a commencé par corrompre le langage : elle a changé
les notions primitives qui auraient tout naturellement conservé l'idée de la création et du créateur.

Impuissante à créer un nouveau monde, elle a
voulu organiser l'ancien et le régler à sa mode.

La loi, par exemple, sur l'indivisibilité à l'infini de
la matière, et de la grande supériorité de vertus
des simples atomes, sortis sans doute plus directement de la main de Dieu, sur la composition passant
par les mains de l'homme, a été dédaigneusement
renvoyée à la vieille physique : j'en avais cependant
trouvé la tradition dans ma jeunesse dans les leçons
du savant *Brisson*, de l'Académie des sciences de

Paris, notre professeur royal au collége de Navarre, comme on en trouve des vestiges dans l'Écriture sainte dans le grain de sable de la mer, dans le grain de foi et le grain de senevé, tous trois d'une si grande puissance... Serait-il d'ailleurs étonnant que les atomes ou éléments de la matière sortis directement des mains de Dieu aient plus de vertus que la matière qui passe par celle de l'homme? L'homme, depuis le péché, ne souille-t-il pas tout ce qu'il touche? l'air qu'il respire il le corrompt par son souffle; la chaleur du soleil est plus fortifiante que toutes chaleurs factices; l'eau de source est plus pure que toute autre; la terre de l'Eden plus fructifiante que tous nos jardins les mieux cultivés....

Cette loi a été, très-probablement comme tant d'autres, révélée à nos premiers parents par le Créateur, qui a voulu aussi être le premier instituteur du genre humain : sa connaissance, à travers les siècles, était parvenue aux plus grands philosophes même payens de la première ère du christianisme, sans parler de la philosophie de Descartes qui a régné jusqu'à Newton. L'impiété de notre siècle a voulu sans doute la faire oublier, en lui substituant ses romanesques systèmes.

L'ignorance d'une loi universelle de la création n'est pas une petite humiliation pour un siècle qui a la prétention de tout savoir.

Pour renier le Créateur et la création, les premiers athées ont imaginé le monde éternel; les seconds ont prétendu qu'il s'était fait de lui-même; les troisièmes, qui sont nos matérialistes, après s'être si justement moqués de leur prédécesseurs, ont cru plus court de matérialiser Dieu lui-même, en changeant son nom incommunicable en celui de la *nature* (mot vide de sens mais dans leur jargon philosophique, ne pouvant signifier autre chose que *matière-mère* ou *mère-matière*), comme ils ont divinisé ses lois en les nommant *causes-secondes*, comme s'il pouvait y avoir de cause proprement dite autre que celle qui a tout créé, tout organisé et tout réglé.

Il resterait maintenant à juger laquelle de ces trois opinions d'athées est la plus ou la moins absurde ; ce qui n'est pas chose facile à décider. Quoi qu'il en soit, avouons que nos matérialistes paraissent d'une humeur assez accommodante.

Ils veulent en effet permettre à Dieu d'exister et, qui plus est, de régner et même de gouverner tout dans le ciel, à condition toutefois qu'il ne se mêle de rien de ce qui se fait sur la terre. Il est dommage que nous ne sachions pas si Dieu a souscrit à cet arrangement, et où nous pourrions en trouver l'acte authentique. En attendant, croyons toujours qu'il y a un Dieu qui a tout créé, et qui continue à être tout et à opérer *tout en toute chose*, même à notre insu et sans notre permission.

Dieu a deux manières d'opérer, l'une par l'exécution de ses lois générales, connues ou inconnues, et ne peuvent cesser d'être à ses ordres ; et l'autre par dérogation exceptionnelle à ces mêmes lois : c'est ce que l'on nomme miracles.

Observons en passant ce qu'il y a de plus déplorable. C'est que la multitude a tellement adopté et sanctionné par son usage ces deux dénominations *Dieu-nature*, et ses lois *causes-secondes*, qu'elle croirait inconvenant de s'exprimer autrement. Qu'on juge d'après cela l'influence que ces deux dénominations ont eue sur sa croyance et sur ses mœurs.

C'est aussi sur parole que l'impiété a su persuader à la multitude que tout ce qui a précédé notre prétendu beau siècle de lumière n'a été qu'ignorance et barbarie. Dans le moyen-âge où le génie a paru sommeiller, du moins n'a-t-il pas extravagué comme le nôtre ; ensuite la restauration des lettres a bientôt préludé dans tous les genres à notre grand siècle de Louis xiv, dont les écrivains, comme ceux de la Grèce et de Rome, nous serviront toujours de modèles. En remontant plus haut, David et nos prophètes, si parfaitement imités par nos poètes du XVII^e siècle, mais non surpassés ; comme Salomon, dans les sciences naturelles, et surtout par la sagesse et l'art de gouverner par tous nos faiseurs de constitutions.

L'impiété allant toujours en avant comme son génie inspirateur, *superbia eorum ascendit semper*, par un grand tour de force en fait d'artifice et de la plus insigne mauvaise foi.

S'emparant de la mauvaise presse, ainsi que des imprimeurs moins consciencieux que cupides, l'impiété leur a proposé pour appât des gains immenses dans la réimpression d'anciens ouvrages, les plus estimés et les plus usuels, classiques, d'éducation, d'histoire, de morale et de littérature.... et autres, sous le titre spécieux et d'abord imposant de *nouvelle édition, revue, corrigée et augmentée*, après les avoir, par notes ou autrement, farcis de son venin. C'est une ruse de guerre la plus infernale, la plus ignoble et la plus barbare que d'empoisonner tous les puits et les fontaines d'une ville assiégée. J'ai été à même d'en vérifier deux exemples ; l'un, de l'immortel Fénélon, et l'autre, le croirait-on, dans l'un des ouvrages ascétiques du vénéré P. Baudrand, jésuite. De plus érudits que moi pourraient en citer des milliers d'autres. Ni l'un ni l'autre de ces deux susnommés n'aurait pu s'attendre à être jamais inscrit sur le catalogue de la confrérie des nouveaux philosophes du XVIII<sup>e</sup> siècle. Cette gentillesse, ou plutôt cette rouerie, ne désavouera pas les propagateurs de confusion, de désordres et de révolutions, si habiles à mettre en œuvre ses principes.

Pères et instituteurs chrétiens, pourriez-vous trop surveiller vos bibliothèques et celles de la jeunesse pour la préserver autant que possible de cette contagion !

Que dirons-nous à présent de la *loi athée* dont la proposition, il est vrai, a été rejetée avec *explosion par la majorité*, peut-être plus pour son inconvenance ou son *inopportunité* que pour son impiété ?

Qui oserait garantir qu'elle ne sera pas reproduite et peut-être accueillie par une autre législature ? Quoi qu'il en soit, son auteur qui s'attendait sans doute à être soutenu par les conjurés, ses collègues, intimidés par l'explosion, n'en jouit pas moins lui-même de la même considération, du même crédit, de la même hardiesse.

Un certain *Manuel*, député, pour avoir osé avancer que la France n'avait pas vu sans répugnance la rentrée des *Bourbons*, fut ignominieusement chassé de la Chambre. On doit sans doute toujours respecter la majesté royale, *quand même* on penserait autrement; mais le blasphème au premier chef contre la majesté divine ne serait-il donc devenu qu'une peccadille, un simple délit, ou même, dans ces temps, entièrement innocent?

Quelles ont été les suites de cette proposition, quoique rejetée? On a cru remarquer dans la société une plus timide réserve à articuler dans la conversation le saint nom de Dieu. Serait-ce par un plus grand respect pour lui ou par ménagement pour l'esprit du siècle? On craindrait peut-être plutôt de manquer de savoir-vivre et au bon ton.

Ce qui est au reste d'une plus facile et plus sûre remarque, c'est que nos écrivains semblent avoir rayé de leur vocabulaire français le mot de *loi*, si ce n'est pour exprimer la loi de nos trois nouveaux pouvoirs.

N'y aurait-il donc plus d'autres lois, la loi éternelle de Dieu, par exemple, sans laquelle il n'y aurait pas plus d'obéissance sûre que de puissance stable? La multitude ne manquera pas d'adopter encore cet exemple, si elle ne l'a déjà fait.

Dieu seul a été le créateur, comme il peut être seul le conservateur de tout ordre. Il a créé et opère encore tout en toutes choses; il est le principe comme il doit être la fin de tout ce qui existe.

Ne dirait-on pas que le matérialisme et l'athéisme, son fidèle associé, sont le complément du grand œuvre d'iniquité formulé dans le ciel par les anges rebelles, implanté dans le paradis terrestre par le politique et perfide serpent, suivi et continué sur terre par tant de précurseurs de l'antechrist, ne fût-ce que par Arius, Luther, Calvin, et tant d'autres, et sera, aux derniers jours, consommé par l'antechrist lui-même en personne, dont il paraît le chef-d'œuvre, auquel les élus mêmes de Dieu pourront à peine échapper ?

Disons donc tous anathème au matérialisme et à l'athéisme, la plus agréable mais la plus monstrueuse de toutes les erreurs, justement regardée comme pire que le polythéisme même ; l'idolâtrie est bien moins dangereuse, en ce qu'il est plus facile de se déprendre du culte et de l'amour des statues de bois, de pierre ou de bronze, que d'un matérialisme identifié avec l'égoïsme, l'amour le plus ignoble de cette partie de nous-mêmes qu'on nomme le corps.

Que ne nous répétons-nous vingt fois le jour : *Mon corps, ce n'est pas moi, mon bien, ce n'est pas moi;* mais seulement mon habit, mon surtout, mon enveloppe, en attendant le linceul et la bière.

Pour nous guérir du fol amour et de la haute mais extravagante estime de la matière, en vue de nous rattacher à lui, Dieu nous a envoyé d'abord le choléra, ce terrible missionnaire ; il lui a fait parcourir toutes les contrées du globe infectées du même vice. A cette terreur ont cependant résisté notre aveuglement et notre endurcissement ; prenons-y garde cependant, le glaive n'est pas rentré dans le fourreau, et les verges brandissent toujours sur nos têtes.

BIBLIOTHÈQUE NATIONALE
R. F.
IMPRIMÉS

Cependant Dieu, dont la miséricorde est inépuisable tant que nous sommes dans ce monde, nous envoie un missionnaire plus doux dans l'homéopathie; il lui a déjà fait parcourir nos deux principales capitales, Paris et Londres, les villes et leurs alentours du nord et du midi de l'Europe : car le mal est partout! Mais Dieu, comme l'Homme-Dieu, n'a guéri les corps que pour guérir les ames.

Pour que personne ne puisse douter raisonnablement de sa mission divine, il a scellé ses lettres du cachet de ses trois principaux attributs :

1° De sa toute-puissance créatrice. A lui seul appartenait de faire revivre parmi nous la connaissance d'une de ces lois générales de la création; elle était ignorée de notre siècle en punition de notre orgueil. Pourrions-nous d'abord trop le remercier de cette seconde révélation ?

2° De sa bonté toute compatissante, d'avoir ajouté à la connaissance de cette loi celle de ses effets curatifs, le tout selon son bon plaisir, pour la guérison d'anciennes maladies, souvent les plus désespérées.

3° De sa haute sagesse régulatrice par les moyens les plus simples, faisant le plus par le moins, pour montrer que c'est lui qui opère, tandis que l'homme avec toute sa matière ne peut à peine opérer que le moins par le plus. Nos matérialistes se sont tant moqués de la simplicité de ces moyens !

Inspection et vérification faite de ces trois cachets divins, Dieu doit gagner complètement son procès contre l'homme et la matière, la vie de l'ame contre la vie des sens, et la raison contre la folie. Nous ne risquons donc rien de croire en ce Dieu, sans lequel il ne tombe pas un seul cheveu de notre tête, et dont nos petites têtes matérialistes ne peuvent se faire une idée, parce qu'il est lui-même si grand dans les petites choses comme dans les plus grandes, et que nous sommes nous-mêmes tous si petits en toutes choses. Et n'est-ce pas parce que nous sommes si petits et si minces que nous sommes si jaloux de nous vêtir et de nous envelopper de tout ce qui nous entoure? *Infima mundi elegit Deus ut confundat fortia.*

Cependant la complication est un défaut quand elle n'est pas un vice. En général, tout ce qui se rapproche de la simplicité et de l'unité, en proportion s'approche ou s'éloigne de la perfection et de Dieu même, auteur de toute perfection, non-seulement, comme tout le monde le sait, en mécanique, mais encore en religion, en piété et en vertu, comme aussi en littérature et en politique même.

Je dis en politique : de tous les gouvernements, celui qui a été justement regardé comme le moins imparfait est la vraie monarchie, comme le plus simple, du mot grec μονός.

Pourquoi donc, regardant de près les trois cachets divins de l'homéopathie, ne remercierions-nous pas Dieu qui, ne demandant ni nos corps, ni notre argent, se contente, pour guérir nos esprits et nos cœurs, de notre reconnaissance, et de notre fidélité à abjurer le matérialisme et nous-mêmes pour nous rattacher à lui?

Sachons tous que toute science bonne et utile, comme toute puissance, ne peut venir que de Dieu. Sans lui, nous ne savons donc rien de bon, nous ne pouvons rien de bien, nous ne sommes rien : à lui donc tout honneur, toute reconnaissance et toute gloire ; comme toute honte et toute confusion aux fripons qui, par un larcin sacrilége, voudraient s'approprier une portion de cette gloire qui n'appartient qu'à lui.

Aujourd'hui, du moins, entendant sa voix de miséricorde, n'endurcissons plus nos cœurs comme nous l'avons fait à la voix de sa justice et de sa colère. Si nous avons encore un cœur, sachons sentir ; s'il nous reste du sens, comprenons ce que nous lui devons ; si nous avons des oreilles pour entendre, écoutons ce que l'Esprit dit aux églises : *Quid Spiritus dicat ecclesiis.*

Quand, d'après une assez longue expérience du monde, j'avançais, il y a quelque temps, que le matérialisme nous avait presque tous plus ou moins envahis, ce n'était pas une boutade de zèle exagéré ; je ne prétendais pas, au reste, confondre tout-à-fait le matérialisme purement idéal avec le matérialisme impie et immoral, tel que la crânologie, par exemple, malgré l'analogie, j'ai presque dit la sympathie des deux.

Je sais qu'il y a bien d'honnêtes gens d'ailleurs qui, avec de l'imagination, qu'on nomme de l'esprit, plus que de jugement, ne voient pas l'intime liaison de funestes conséquences avec des principes trop légèrement adoptés.

Mais la rapidité, la simultanéité des progrès de ces deux matérialismes ne prouvent-elles pas au moins quelques liaisons de parenté, si ce n'est d'amitié? Car on ne peut guère disconvenir que, sous ce seul rapport, notre prétendu siècle de lumières est réellement et de fait un vrai siècle de progrès.

Toutes les ames honnêtes cependant se réjouissent, dit-on, d'une tendance visible du retour à la religion : on croit facilement ce que l'on désire ardemment. Gardons-nous de troubler leur pieuse joie, mais ne nous laissons pas éblouir par les apparences.

Les jours de grande fête, il est vrai, nos églises sont plus remplies qu'elles ne l'étaient auparavant; mais observons que nous avons moitié moins d'églises qu'à la première révolution, et que la population a presque doublé ; que le peuple aime naturellement ce qui est appareils, pompes et éclat, tellement que le peuple païen se serait contenté de n'avoir que du pain, pourvu qu'on ne le fît pas jeûner de spectacles . ..; que les trois quarts de la multitude ne connaissent de la religion que l'écorce du culte extérieur. L'apôtre lui-même gémissait de son temps sur le sort de ces prétendus chrétiens qui, n'ayant que les formes de la piété, en secouaient les vertus qui en font la substance et le fond : *Formam quidem pietatis habentes, virtutem autem ejus abnegantes* . ... Dieu ne reconnaît pour ses adorateurs que ceux qui l'adorent en esprit et en vérité.

Grâce à Dieu, il nous en reste encore beaucoup de ce caractère de l'ancienne éducation , et qui , de cœur et d'ame et par leur zèle, s'intéressent à l'extension du règne de Dieu dans les cœurs ..., qui s'oc-cupent aussi sérieusement de l'état présent et futur de leur ame que de leur santé et de leur fortune; qui marchent toujours sous les yeux de Dieu comme un enfant bien né sous ceux de son père ou de son maître....

Nous avons tout lieu d'espérer que, dans les nou-velles générations, le nombre s'en accroîtra, sur ce que la Providence ayant permis que l'impiété se démasquât elle-même par ses faits et ses fruits, a inspiré un goût presque général pour l'étude plus approfondie de la religion qu'elle ne l'était depuis long-temps.

Qu'on fasse seulement bien remarquer à la jeunesse que nous avons en nous deux vies comme deux per-sonnes opposées ; l'une, par laquelle nous nous rap-prochons autant de Dieu que par l'autre nous nous approchons de la bête ; que par l'une, il dépend de nous de ne jamais mourir, et que par l'autre, notre corps pouvant mourir à tout âge et à toute heure, ira pourrir en terre pour la fumer comme tout autre fumier ordinaire ; qu'il revivra cependant un jour pour, conjointement avec son ame, être heu-reux ou malheureux pour toujours ; que la vie de l'homme c'est la pauvre raison, si débile comme la vie du chrétien est la raison de Dieu, la foi; celle de la jeunesse, la fascination par l'imagination ; comme la vie de la bête est la vie des sens ou des sensations, le penchant et le plaisir.

Dans un vaste incendie, au milieu de la nuit, j'ai

crié : *Au feu! au feu!* mais ma voix, hélas! est si
faible! C'est aux magistrats à faire sonner le tocsin,
à faire éveiller les pompiers, la garnison et toute la
cité. Que personne n'ait au moins la lâcheté de s'en-
dormir mollement dans son lit, la tête sur le chevet!

*P. S.* Devant remercier Dieu, que je ne pouvais
plus douter être directement l'auteur de l'homéopathie à laquelle, après lui, je devais mon étonnante
guérison, j'ai vu que le matérialisme n'était pas
plus partisan du bienfait que du divin bienfaiteur.

Pouvais-je trouver une plus belle occasion de si-
gnaler à mes compatriotes cette peste que quelques-
uns voudraient bien se dissimuler, mais qui fait de
notre pauvre France un peuple d'athées, ce que le
paganisme lui-même trouvait impossible à ne jamais
rencontrer chez les nations les plus barbares?

Rester alors *muet* eût été manquer à Dieu, manquer à mes semblables, et comme une abjuration
du premier dogme fondamental de notre raison
et de notre foi, pour laquelle tout simple, mais vé-
ritable et franc chrétien, doit être toujours disposé
à sacrifier mille vies.

FIN.

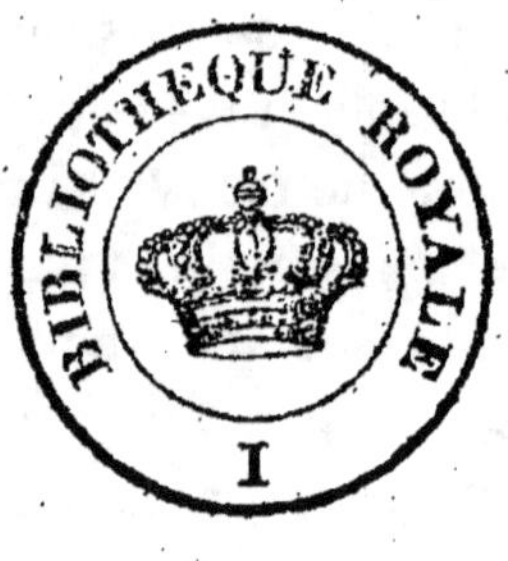
BIBLIOTHEQUE ROYALE
I

www.ingramcontent.com/pod-product-compliance
Lightning Source LLC
LaVergne TN
LVHW012118170726
843501LV00008BC/2920

9 782329 099224